EMPLOI

DES

INJECTIONS IODOFORMÉES

DANS LE TRAITEMENT DES

ARTHRITES TUBERCULEUSES

et en particulier dans les Formes fongueuses

PAR

Le Dr Claude BOIS

Pharmacien de 1re classe,
Ancien Externe des Hôpitaux de Lyon.

LYON
A. REY, IMPRIMEUR-ÉDITEUR DE L'UNIVERSITÉ
4, RUE GENTIL, 4

1900

EMPLOI

DES

INJECTIONS IODOFORMÉES

DANS LE TRAITEMENT

DES ARTHRITES TUBERCULEUSES

Et en particulier dans les formes fongueuses

EMPLOI

DES

INJECTIONS IODOFORMÉES

DANS LE TRAITEMENT DES

ARTHRITES TUBERCULEUSES

et en particulier dans les Formes fongueuses

PAR

Le Dr Claude BOIS
Pharmacien de 1re classe,
Ancien Externe des Hôpitaux de Lyon.

LYON
A. REY, IMPRIMEUR-ÉDITEUR DE L'UNIVERSITÉ
4, RUE GENTIL, 4

1900

INTRODUCTION

Actuellement tout le monde est à peu près d'accord pour admettre que la thérapeutique de l'arthrite tuberculeuse doit être avant tout conservatrice. L'amputation ne doit plus être réservée qu'à un très petit nombre de cas et répondre à des indications tout à fait exceptionnelles. Mais la façon de comprendre cette méthode conservatrice est encore très différente.

Il fut un temps où l'on considérait la tuberculose comme une affection maligne ressemblant au cancer, et où l'on arrivait, comme conséquence de cette conception, à la notion qu'il fallait extirper complètement les tissus tuberculeux.

Ces idées se sont modifiées peu à peu avec le temps, et il est bien permis de dire que l'école lyonnaise a été une des premières à admettre qu'on peut guérir la tuberculose à moins de frais, en modifiant sur place les tissus tuberculeux.

Mais, cette étape franchie, il reste encore bien des divergences. Faut-il ouvrir l'articulation, enlever les produits tuberculeux et chercher à modifier ce que l'on est obligé de laisser de manière à amener leur transformation ?

Est-il possible, au contraire, d'arriver à ce résultat sans opération sanglante, en modifiant par divers moyens la vitalité des tissus frappés par la tuberculose ?

Telles sont les deux méthodes qui se partagent aujourd'hui la faveur des chirurgiens.

Plus d'un a cherché à les opposer l'une à l'autre ; la tendance qui nous inspirera est toute différente. Ces deux méthodes sont toutes deux rationnelles, mais elles répondent à des indications différentes. Elles se complètent en quelque sorte l'une l'autre.

Nous tenons à faire en débutant cette déclaration de principe, pour bien montrer que, si nous avons fait porter notre étude plus particulièrement sur un des moyens le plus souvent utilisés pour obtenir la guérison non sanglante de la tuberculose, nous n'entendons en aucune façon l'opposer en rivale aux méthodes sanglantes.

Nous sommes trop bien placé à Lyon pour ne pas voir que ces dernières, lorsqu'elles sont pratiquées suivant certaines règles, peuvent donner des résultats très beaux, non seulement au point de vue de la guérison de la tuberculose, mais encore au point de vue du fonctionnement ultérieur du membre.

Nous admettrons donc que, dans bien des circonstances, la résection sera le véritable traitement des arthrites tuberculeuses, mais tout en étant bien convaincu de ce fait, il n'en est pas moins vrai que l'on n'arrive à la résection qu'après avoir épuisé toute la série des moyens qui permettent d'obtenir à moins de frais un résultat aussi satisfaisant. Le traitement non sanglant a donc sa place à côté du traitement sanglant et, depuis très longtemps, les moyens les plus divers ont été employés dans ce but.

Pour ne citer que les principaux, nous rappellerons qu'autrefois déjà Velpeau injectait de la teinture d'iode, Huéter, de l'acide phénique ; que la pâte de Vienne, la pâte de canquoin ont été employées pour détruire sur place les fongosités.

Les injections d'arsenic ou d'essence de cannelle faites par Landerer, l'eau chaude bouillante utilisée par Barker, Jeannel, le nitrate d'argent employé par tous les chirurgiens pour détruire les fongosités et systématisé par Rabl en méthode spéciale, l'usage de solutions calcaires employées par Kölliker dans le but de produire la calcification des fongosités et leur disparition secondaire, enfin les injections de chlorure de zinc préconisées par le professeur Lannelongue.

A côté de tous ces moyens, et au-dessus d'eux, l'ignipuncture employée sous des formes diverses, par Félizet, Kocher, Vincent, et qui est encore de pratique courante entre les mains d'un grand nombre de chirurgiens.

A côté de tous ces moyens, dont la liste est certainement bien incomplète, il est naturel de faire une place à l'iodoforme, qui avait déjà fait preuve dans d'autres circonstances de propriétés particulièrement actives vis-à-vis de la tuberculose ; aussi d'assez bonne heure a-t-on employé les injections iodoformées dans le traitement conservateur des tumeurs blanches.

Nous nous proposons d'étudier dans notre thèse, quelle est la valeur de cet agent thérapeutique employé au traitement conservateur, et ceci particulièrement chez les enfants :

Nous verrons, chemin faisant, s'il y a lieu d'y avoir recours, quelles en seront les indications, et sous quelles formes il faut l'employer.

En nous faisant l'honneur d'accepter la présidence de notre thèse, M. le Dr Gayet, professeur de clinique ophtalmologique nous fait un grand honneur que nous savons apprécier. Nous lui savons aussi un très grand gré de ses leçons magistrales, que nous avons suivies avec beaucoup d'intérêt pendant notre stage dans son service de l'Hôtel-Dieu, et nous le prions de croire à notre profonde gratitude.

A M. le Dr Nové-Josserand, professeur agrégé à la Faculté de médecine, chirurgien à la Charité, revient le mérite de nous avoir éclairé de ses bienveillants conseils, de nous avoir guidé pour mener à bien ce travail et communiqué toutes les observations que nous rapportons à l'appui du sujet que nous soutenons.

Nous nous rappellerons toujours avec plaisir le semestre d'externat que nous avons passé dans son service à l'hôpital de la Croix-Rousse, où nous avons cueilli nos meilleures connaissances chirurgicales.

Qu'il daigne agréer nos sentiments de bien sincère reconnaissance.

Durant nos divers semestres d'externat passés dans les hôpitaux civils de Lyon, nous avons eu l'insigne avantage d'être guidé dans nos études par des maîtres dont nous garderons le meilleur souvenir.

M. le Dr Mouisset, médecin des Hôpitaux, prit le soin bien minutieux de nous initier dans l'art si difficile de faire un diagnostic.

M. le Dr Vinay, ex-médecin des Hôpitaux, ex-professeur agrégé, nous a familiarisé avec la pratique si ardue des accouchements.

M. le Dr Vincent, chirurgien major à la Charité, nous a donné d'excellentes leçons de gynécologie et de chirurgie infantile.

Nous sommes heureux ici de pouvoir leur rendre hommage, et de leur dire qu'à eux reviendra le mérite des succès que nous remporterons dans notre pratique journalière.

Nous avons aussi à cœur d'adresser à M. le Dr Alliod, notre cousin, nos bien sincères remerciements pour le très obligeant intérêt qu'il nous a toujours témoigné.

M. Carry, de Villefranche-sur-Saône, eut la bonté d'imprimer à nos études la plus heureuse direction : son inaltérable amabilité pour nous nous fait un devoir de garder de lui le meilleur souvenir et de lui faire parvenir l'expression de nos sentiments les plus reconnaissants.

L'amitié, déjà si vive, de M. Eugène Faure, interne suppléant des Hôpitaux s'est révélée complètement ces derniers temps, par la tâche pénible qu'il s'était imposée en compagnie de MM. Cornu et Veigert, ex-externes des Hôpitaux, pour la traduction des ouvrages allemands dont les extraits viennent émailler notre travail.

Qu'ils reçoivent nos plus sincères remerciements.

EMPLOI

DES

INJECTIONS IODOFORMÉES

DANS LE TRAITEMENT

DES ARTHRITES TUBERCULEUSES

Et en particulier dans les formes fongueuses

HISTORIQUE

La première application de l'iodoforme en injection au traitement des arthrites tuberculeuses a été faite par Mikulicz[1], à la clinique de Billroth, en 1878, et ce même auteur, en 1881, au Congrès de la Société allemande de chirurgie, attire l'attention sur les services qu'il peut rendre ; il cite à l'appui un cas de guérison de tumeur blanche par les injections intra-articulaires d'huile iodoformée à 1/5.

L'année suivante, en 1882, Marc Sée[2] cite le cas d'une jeune fille de quinze ans atteinte de tuberculose du genou depuis quatre mois, et chez laquelle il a obtenu

[1] Mikulicz, *Congrès de la Société allemande de chirurgie*, 1881.

[2] Marc Sée, *Congrès de Chirurgie*, 82.

la guérison au moyen d'injections intra-articulaires d'éther iodoformé. Après six semaines de traitement, l'amélioration était déjà très notable, et la malade pouvait marcher sans difficulté.

Dufour, plus tard, dans sa thèse inaugurale (Bordeaux, 1884), en fait également un moyen de traitement, et il conclut que « si l'immobilisation et les pointes de feu ne donnent pas de résultats, il faut avoir recours aux injections iodoformées ».

En 1887, Verneuil et son élève Verchère, après avoir fait l'apologie de l'iodoforme employé dans le traitement des tumeurs blanches, publient des résultats excellents obtenus par l'emploi des injections d'éther iodoformé.

Grynfelt, de Montpellier, en 1887, présente un cas de guérison remarquable par les injections d'éther iodoformé.

Citons également à cette époque le remarquable travail histologique de Bruns et Wanwerck [1], dans lequel ils montrent les effets de l'iodoforme sur les tissus tuberculeux. La membrane des abcès tuberculeux au contact de l'iodoforme se transforme, et les granulations tuberculeuses disparaissent.

Jusqu'ici, nous n'avons enregistré que des cas isolés, mais nous voyons peu à peu les injections iodoformées prendre véritablement droit d'asile dans la thérapeutique de la tuberculose articulaire. Le manuel opératoire et les indications tendent à se préciser.

[1] Bruns et Wanwerck, *Beitrage zur klinischen Chirurgie*, *Tubingen*, 87.

C'est ainsi que Dupin, en 1888, dans un travail paru dans la *Gazette des hôpitaux* de Toulouse, conseille de faire à la fois des injections intra et périarticulaires, et constate ce fait, que nous trouverons souvent signalé par les auteurs, que la guérison est plus rapide chez les enfants.

C'est surtout à partir de 1889, avec les nombreux travaux allemands parus à cette époque, que l'on semble avoir distingué deux méthodes différentes de traitement : d'une part, évacuation d'une cavité articulaire contenant de la sérosité ou du pus, liquide qu'on remplace par un mélange iodoformé ; d'autre part, injections interstitielles parenchymateuses dans les cas où il n'y a pas d'exsudat.

De plus, les auteurs discutent la valeur de l'excipient qui sert de véhicule à l'iodoforme.

Les uns, comme Bruns [1] et Wendelstadt [2], donnent la préférence à l'huile iodoformée. Mais à ce moment, Bruns déclare qu'il faut encore attendre pour les résultats définitifs. De nouvelles recherches ont été faites dans sa clinique de Tubingen, recherches qui ont été recueillies et publiées plus tard par Brigel.

La même année paraît également un travail de Dallinger dans le *Centralblatt für Chirurgie*, 1889. Le liquide qu'il injecte est de l'éther iodoformé ; mais, moins heureux que ses prédécesseurs, il eut à enregistrer divers accidents, entre autres, un cas inquiétant d'anesthésie profonde avec arrêt de la respiration.

[1] Bruns, *Berl. klin. Wochenschrift* 1889.
[2] Wendelstadt, *Centralblatt für Chirurgie*. 1889.

Krause et Treudelenbourg *(Berl. klin. Wochenschrift*, 1889) préfèrent la glycérine iodoformée, qui expose moins que l'éther aux accidents de l'intoxication, et les résultats des injections, d'après ces auteurs, seraient particulièrement bons pour les articulations du genou et de la main, et d'autant plus prompts que les cas traités seraient plus récents.

Cependant, dans ce concert de louanges, il faut bien citer quelques notes discordantes; ainsi, Kœnig insiste sur les dangers de l'iodoforme et préfère souvent l'opération sanglante, mais c'est surtout Riedel qui a fait, à propos de cette méthode, des critiques assez sérieuses que nous aurons à discuter plus tard.

Dans la période qui s'étend de 1890 à 1892, les injections iodoformées font le sujet d'un grand nombre de travaux, et il nous faut citer les thèses de Blaizot[1], de Marty[2], de Quintin[3], sous l'inspiration de Mesnard, et, en Allemagne, les noms de Hanauer[4], Weidenmuller[5], Pagenstacher[6], Areus[7], Bolmi[8], Wolm[9], Gœbel[10], Licht[11].

[1] Blaizot, thèse de Paris, 1890.
[2] Marty, thèse de Bordeaux, 1891.
[3] Quintin, thèse de Bordeaux, 1891.
[4] Hanauer, thèse.
[5] Weidenmuller, Munich, 1891.
[6] Pagenstacher.
[7] Areus, *Beitrage zur klinischen Chirurgie*, 1892.
[8] Bolmi, *Korrespondenzblatt für Schweizer Aertze*, 1892.
[9] Wolm, Breslau, 1892.
[10] Gœbel, Wiessbaden, 1892.
[11] Licht, Copenhague, 1892.

Malgré les reproches signalés plus haut, cette méthode, née en Allemagne avec Mikulicz, s'y est rapidement propagée et, en 1892, au Congrès des chirurgiens allemands, Bergmann apporte les résultats obtenus grâce à elle dans son service. Il montre que le nombre des résections, qui était en moyenne de 30 à 40 par an avant son introduction dans le domaine de la thérapeutique, est tombé progressivement, et il ne compte plus au moment de sa communication que 11 résections par an.

Koch, au même Congrès de 1892, discute également la valeur et les indications des injections iodoformées. Pour lui, il n'en est pas partisan dans les coxalgies suppurées.

En 1895, Wiclaud fait une publication importante dans le *Deutsch. Zeitsch. für Chirurgie*, et dit avoir employé cette méthode conservatrice avec beaucoup de succès dans sa clinique des enfants malades de Bâle, et compte 9 guérisons sur 12 cas d'arthrites.

C'est là un travail des plus intéressants pour nous, car ses statistiques portent sur des enfants, et nous aurons l'occasion d'y revenir plus longtemps.

Citons, en France, en 1897, la thèse de Péchin[1] sur les injections modificatrices intra-articulaires dans les cas d'arthrites tuberculeuses. Cet auteur s'est servi d'un mucilage de glycérine iodoformée, selon la méthode préconisée par M. Duplay, et les conclusions qu'il donne ont été reprises par Duplay lui-même, et présen-

[1] Péchin, thèse de Paris, 1897.

tées au Congrès international de médecine de Moscou, 1897.

Dulac[1], élève de Calot, dans une thèse de 1898, et Calot lui-même, au Congrès pour l'étude de la tuberculose, de 1898, font la critique des diverses substances employées auparavant, et préconisent les injections intra-articulaires de naphtol camphré et d'éther iodoformé combinées.

Calot laisse déjà entrevoir ses idées sur la mobilisation des tumeurs blanches.

Citons encore Redart[2], Barling[3], qui ont apporté la même année une nouvelle contribution à l'appui du traitement des tumeurs blanches par les injections iodoformées.

En même temps paraissent en Allemagne trois publications importantes : l'une de Brigel[4] qui résume les observations des malades traités dans la clinique de Bruns depuis 1894 ; les deux autres de Henlé[5], de la clinique de Mikulicz. Ces trois publications très consciencieuses, avec observations et statistiques à l'appui, donnent les résultats définitifs obtenus par la méthode des injections iodoformées, sur le nombre respectable de 400 malades. Ceux-ci ont été suivis pendant plusieurs années après leur guérison, les auteurs s'étant

[1] Dulac, thèse de Paris, 1898.

[2] Redart, *Congrès pour l'étude de la tuberculose* (29 juillet 1898).

[3] Barling, *Treatment* London, 1898.

[4] Brigel, *Beitrage zur klinischen Chirurgie*, t. XX, fasc. 1.

[5] Henlé, *Beitrage zur klinischen Chirurgie*, t. XX, fasc. 2 et 3.

donné la peine d'écrire à ces malades après leur sortie de l'hôpital, ou à leur médecin, de façon à suivre pas à pas les étapes de la guérison ou les récidives dans les cas où elles ont été observées.

Nous exposerons plus loin en détail leur technique, les indications qu'ils en donnent et leurs résultats.

Nous terminerons cet historique en signalant, pendant l'année 1899, le travail de Hahn, de Mayence, bien que sa technique soit très différente de la nôtre, car il s'est servi de glycérine formalinée en injection, et les communications toutes récentes au 13e Congrès français de chirurgie, de Lucas-Championnière et Calot, au sujet du traitement des arthrites tuberculeuses. Ces auteurs proposent la mobilisation précoce, méthode sur laquelle nous nous proposons de revenir au cours de ce travail.

Citons enfin les communications faites par Nélaton, Félizet, Schwartz, Kirmisson, Delorme, Mesnard, à la Société de chirurgie de Paris, du 22 novembre au 20 décembre 1899, au sujet du traitement de la coxalgie.

TECHNIQUE ET MANUEL OPÉRATOIRE

L'iodoforme employé au traitement des tumeurs blanches, pour être injecté dans les tissus, a besoin d'être mis en solution ou en suspension dans un liquide qui lui serve de véhicule.

On s'est servi pour les injections : soit d'une solution d'éther iodoformé à 10 pour 100, soit d'iodoforme en suspension dans l'huile ou dans la glycérine, celle-ci pouvant être pure, mélangée avec de l'eau, ou formant un mucilage.

Reignier a employé une suspension d'iodoforme dans le salol, qui bout à 42 degrés et est fluide à 34-35 degrés.

L'iodoforme employé en suspension dans l'huile s'y dissout en partie, et l'on s'est servi le plus souvent d'huile d'olive iodoformée à 5 ou 10 pour 100; quelques auteurs comme Bruns, Brigel, Wendelstadt, sont allés jusqu'à 20 pour 100.

L'huile d'amandes douces, employée par Bohin, dissout 5 pour 100 d'iodoforme à froid.

La glycérine iodoformée pure s'emploie à 10 pour 100. L'iodoforme, finement pulvérisé, est mis en suspension au moment de l'injection par l'agitation du flacon.

C'est à cette préparation simple que M. Nové-Josserand a donné ses préférences.

Mikulicz et Henlé, pour mettre rapidement l'iodoforme en suspension, se servent d'un artifice ingénieux.

Ils ont soin de mettre au fond du flacon des perles en verre qui, lorsqu'on agite le flacon, déplacent l'iodoforme et le mettent très rapidement en suspension.

Krause emploie le mélange suivant :

Iodoforme	50
Glycérine	80
Eau	*q. s.*

Schuller ajoute de 50 centigrammes à 1 gramme pour 100 de gaïacol dans l'iodoforme en suspension à 10 ou 20 pour 100 dans de l'eau et de la glycérine.

Enfin, Duplay se sert du mucilage suivant :

Eau distillée . . .	*aa* 10 grammes.
Glycérine	
Iodoforme	
Gomme arabique . . .	*q. s.*

Il va sans dire que ces différentes préparations doivent être rigoureusement stériles. Beaucoup d'auteurs les emploient telles que, sans paraître avoir à s'en plaindre ; cependant on a de la tendance à se servir de liquide stérilisé.

On admet bien que la glycérine est antiseptique, cependant Krause ajoute 1 pour 100 d'acide phénique à la glycérine étendue d'eau.

M. Nové-Josserand, dans son service, s'est servi pour faire les injections, de glycérine iodoformée à

10 pour 100, préparée en flacons fermés, qui ont été stérilisés à l'étuve et ouverts seulement au moment de l'usage. La stérilisation a l'inconvénient de mettre en liberté une certaine quantité d'iode, mais la quantité dissoute en est toujours très faible, même lorsque la stérilisation est faite en flacons fermés ; par contre il y a toujours une certaine quantité d'iodoforme qui se dissout dans la glycérine,

Stubenranch donne un procédé simple, qui permet de stériliser la glycérine iodoformée en faisant décomposer un minimum d'iodoforme. Cela consiste simplement à mettre le mélange dans des flacons à col très large, qu'on laisse ouverts tandis qu'on les stérilise dans un jet de vapeur. De cette façon les vapeurs d'iode mises en liberté s'échappent de suite, et il ne s'en dissout qu'une très faible quantité.

Il faut maintenant faire un choix entre ces diverses préparations.

L'éther iodoformé a évidemment l'avantage d'avoir une capacité de diffusion beaucoup plus grande que les autres liquides employés et de répartir également l'iodoforme. Lorsqu'on ouvre une cavité d'abcès dans laquelle on a injecté cette solution, on trouve en effet l'iodoforme répandu sur les parois et formant partout un revêtement uniforme.

Il est encore parfaitement stérile, mais la plupart l'ont abandonné pour plusieurs raisons :

D'abord à cause de la tension élevée à laquelle sont soumises les parois de l'abcès, tension qui détermine des douleurs souvent très vives, et qui est allée jusqu'à produire quelquefois de la gangrène de la peau, ou bien ouverture des abcès dans une cavité voisine.

On court aussi le danger, avec lui, de produire du sommeil anesthésique, comme l'a observé une fois Dallinger. Il cite le cas d'une fillette de cinq ans chez laquelle il avait injecté 30 centimètres cubes d'éther iodoformé pour un abcès coxalgique. L'enfant, remportée de suite chez ses parents, manifesta une grande inquiétude quelques minutes après l'injection, puis se mit à respirer difficilement, perdit peu à peu connaissance, et devint cyanosée en même temps que la respiration s'arrêtait. Le père présent, à ce moment, lui ouvrit de force la bouche et les mouvements respiratoires reprirent, mais l'enfant resta toute la journee inconsciente et étourdie.

On a accusé aussi l'éther iodoformé de faire courir plus que d'autres préparations des dangers d'intoxication. Cependant, d'après Dulac, ces dangers ne sont pas à craindre si l'on n'injecte pas une dose supérieure à 5 grammes.

Avec ces inconvénients réels, l'éther iodoformé présente en somme des avantages plutôt théoriques et que la pratique ne semble pas lui confirmer. Dans ces conditions il vaut mieux s'en tenir à l'huile ou à la glycérine iodoformée.

On préfère généralement la glycérine à l'huile car c'est un produit plus stable, l'huile pouvant varier d'un moment à l'autre.

Mikulicz et Henlé pensent encore que l'huile empêche la réaction chimique qui rend l'iodoforme utile, et s'ils ont employé la glycérine, c'est qu'ils lui supposent encore une influence personnelle bactéricide et antiseptique.

Nous n'avons pas d'expériences personnelles en ce qui concerne le mucilage de Duplay, mais il semble cependant qu'il est plus avantageux d'avoir un liquide le plus fluide possible et nous ne voyons pas bien quels avantages particuliers il présente.

Comment faut-il maintenant pratiquer les injections ? Il ne semble pas que les chirurgiens aient adopté une manière de faire bien différente suivant la forme d'arthrite tuberculeuse dont il s'agit. Cependant il nous paraît qu'il y a lieu d'établir à ce point de vue une distinction, et on peut se trouver en présence de quatre cas différents :

1° Il existe un exsudat intra-articulaire, sérosité ou pus ;

2° Il existe seulement des fongosités sans exsudat ;

3° Il y a une arthrite fongueuse avec abcès péri-articulaires ;

4° Il y a des fistules.

Dans le premier cas on procède comme pour un abcès froid. La peau ayant été désinfectée, on ponctionne la synoviale avec un trocart de calibre moyen et on évacue le contenu ; puis on injecte une certaine quantité du mélange glycériné à travers la canule laissée en place, on retire le trocart et on obture l'orifice avec un peu de collodion.

Telle est la technique générale. Nous allons étudier maintenant quelques points particuliers.

Où faut-il faire la ponction ? Krause a désigné les points suivants :

On fait l'injection pour :

Le poignet au-dessus des apophyses styloïdes ;

Le coude au-dessus du radius ;

L'épaule à l'endroit où l'on sent la capsule épaissie ;

L'articulation tibio-tarsienne, droit sous les malléoles puis on relève la pointe en haut ;

La hanche, le malade étant couché sur le dos, la cuisse en abduction et au point de l'articulation qui paraît le plus accessible.

En général il faut avoir soin de faire la ponction dans un endroit où la peau soit bien saine, comme le recommande Henlé, et de se tenir à distance des zones rouges et prêtes à s'ulcérer, pour éviter la fistulisation secondaire. Il faut, en outre, faire l'injection en tenant le trocart très oblique.

Quelle quantité faut-il injecter ? Bruns et Brigel dans ces cas injectent de 10 à 30 centimètres cubes d'huile iodoformée, mais la quantité est en somme variable, suivant l'abondance du liquide retiré. Il semble que l'on ne doit guère dépasser 30 centimètres cubes, à cause des accidents d'intoxication possibles.

Dans les cas moyens, lorsqu'il s'agit d'un genou, par exemple, M. Nové-Josserand injecte de 10 à 20 centimètres cubes, et dans ces cas l'injection est en général unique, ou du moins n'est renouvelée qu'au bout d'un temps très long, deux ou trois mois environ, pendant lesquels le membre est immobilisé. En général les chirurgiens et Henlé en particulier, les renouvellent toutes les quatre ou huit semaines.

2. Dans les formes fongueuses pures, la méthode suivie est toute différente.

On fait des injections interstitielles, et on se sert alors

de la seringue de Pravaz, munie d'une aiguille un peu longue et de calibre un peu fort.

Le doigt ayant déterminé la disposition dans l'articulation des masses fongueuses, on pique l'aiguille au centre de chacune d'elles, et on injecte 1 centimètre cube de l'émulsion iodoformée.

Mikulicz et Henlé se servent pour cela d'une seringue spéciale d'une contenance de 15 centimètres cubes, et qui porte des anneaux pour que l'on puisse exercer sur le liquide à injecter une pression à la fois plus forte et plus soutenue.

On fait ainsi des injections dans les masses fongueuses, en ayant soin d'éviter, bien entendu, les vaisseaux et les nerfs, comme le nerf radial au coude ou le paquet vasculo-nerveux tibial postérieur, au niveau de l'articulation tibio-tarsienne, et sans s'inquiéter si l'on pénètre dans l'articulation.

L'action produite étant absolument localisée à l'endroit de l'injection, on est obligé de les multiplier beaucoup autour de l'articulation atteinte, et on en fait ainsi de quatre à trente suivant l'âge. Henlé insiste sur le point suivant, c'est que par une piqûre on peut promener son aiguille en divers sens et faire plusieurs injections. On a plus de chance par ce moyen d'éviter les lésions secondaires de la peau. Il insiste encore sur la forte pression sous laquelle le liquide doit être injecté, et il dit même qu'on peut arriver à faire des injections intra-osseuses. Nous n'avons pas d'expériences personnelles à ce sujet, mais il est permis cependant de douter de leur efficacité.

Les injections étant faites, Krause fait alors du massage, pour faire diffuser le liquide tout autour de l'articulation, mais nous pensons, avec Trendelenbourg, que ce procédé n'est peut-être pas sans danger et qu'il pourrait bien contribuer à diffuser des produits tuberculeux.

Au point de vue du renouvellement des injections, les méthodes suivies sont assez différentes. Trendelenbourg les répétait tous les jours, Dupin tous les deux jours, la plupart les renouvellent tous les huit ou dix jours et en font ainsi trois ou quatre fois, après quoi on laisse reposer le malade, quitte à faire plus tard une nouvelle série d'injections si cela paraît nécessaire.

3. Quelle conduite doit-on tenir dans les cas où il y a en même temps abcès et arthrite ?

On traite chacun d'eux comme s'il existait séparément, en ayant soin cependant que la dose totale d'iodoforme employé ne soit pas trop considérable : on fait des injections interstitielles tous les huit ou dix jours et des injections dans l'intérieur des abcès toutes les cinq ou six semaines. Dans ces cas, avec abcès, il est indiqué, comme le recommande Henlé, de faire les injections le plus tôt possible, pour éviter leur ouverture spontanée et les modifications inévitables de la peau qui l'accompagneraient.

4. Dans les formes fistuleuses on injecte le liquide modificateur dans l'épaisseur des tissus au voisinage des fistules.

Le procédé de Billroth, qui consiste à exciser la fistule et à réunir après avoir rempli la cavité de glycérine iodoformée, ce procédé est bien peu rationnel dans la plupart des cas, car il faudrait tarir la source; aussi n'est-il pas surprenant de voir Henlé dire que presque toujours il y a récidive.

On peut faire en second lieu des injections interstitielles dans la paroi des fistules en procédant comme pour injecter dans des fongosités, mais cela est d'une application difficile à cause de la densité considérable des tissus et de leur consistance.

Enfin, il reste le troisième procédé, qui semble bien pratique et que préconise Mikulicz, c'est de faire les injections avec une seringue à bout olivaire spécial, assez gros pour obturer l'orifice de la fistule pendant qu'il fait l'injection, puis il ferme l'orifice avec le doigt pendant environ dix minutes pour permettre à l'iodoforme de se déposer. Alors l'orifice fistuleux découvert laisse écouler seulement une faible quantité de glycérine pure.

A la suite des injections, il se produit en général une réaction assez marquée qui semble être sous leur dépendance directe. Nous laissons de côté, bien entendu, les accidents d'infection, qu'il est en général facile d'éviter en ne se servant que de liquide stérilisé et en ayant soin d'avoir des aiguilles aseptiques, avec lesquelles on ne ponctionnera les fongosités qu'après avoir soigneusement désinfecté la région.

Malgré cela, on observe le plus souvent après les injections une réaction locale.

Dans les cas les plus légers, on observe de la douleur qui peut ne durer que quelques minutes, mais qui, généralement, se prolonge pendant plusieurs heures. Les choses se bornent là en général, lorsqu'on a affaire à une articulation à petite surface comme le cou-de-pied, le poignet ou le coude ; mais lorsque le liquide injecté a été un peu abondant ou bien lorsqu'il s'agit d'une grande articulation comme le genou, il est constant d'observer des phénomènes plus marqués.

Les douleurs persistent pendant quatre à cinq jours et on note une réaction locale qui n'est pas toujours limitée à l'articulation malade, mais qui peut s'étendre sous forme de rougeur ou d'œdème à un membre tout entier, comme cela est consigné dans une de nos observations.

En même temps, il existe des symptômes généraux, anorexie, malaise général, douleurs rhumatoïdes, comme nous l'avons constaté dans un cas, fièvre à 38 degrés ou $38^0,5$, qui disparaît généralement après vingt-quatre heures, mais qui peut durer plusieurs jours. Les urines sont foncées et contiennent un peu d'hémoglobine. Dans les cas un peu graves, les urines prennent une couleur rouge brun foncé et on peut y trouver quelques cylindres (Henlé).

Les accidents ne présentent cependant pas des caractères de gravité véritable, mais il est utile de les signaler, parce que leur apparition pourrait faire craindre qu'ils ne relèvent d'une autre cause, d'une infection de l'articulation, et pour qu'on ne se laisse pas aller à instituer contre elle une thérapeutique trop hâtive.

Il faut savoir que la réaction locale peut, lorsqu'elle est très forte, s'accompagner de symptômes ressemblant beaucoup à l'arthrite suppurée. Ainsi, chez un garçon qui est actuellement en traitement dans le service de M. Nové-Josserand, et dont nous ne rapportons pas l'observation parce que le résultat n'est pas encore acquis, on a vu se produire dans le coude, après une seule injection, un épanchement intra-articulaire abondant.

Une ponction montra que ce liquide était une sérosité louche ressemblant beaucoup au liquide des arthrites suppurées ; cependant l'examen bactériologique et les cultures donnèrent un résultat négatif. Le liquide était donc stérile. Il ne s'agissait pas d'une infection opératoire, mais d'une réaction considérable ayant produit un exsudat d'aspect particulier.

Dans une autre de nos observations, l'état fébrile s'est prolongé au dela des limites habituelles, et après une attente de quinze à dix-huit jours, on a dû se décider à ouvrir le genou. L'intervention a montré qu'il existait des lésions anciennes et graves de l'épiphyse tibiale.

Il est permis de se demander s'il s'agissait ici d'un cas analogue, ou s'il faut rapporter la persistance anormale des accidents aux lésions anciennes et aussi aux manœuvres de réduction du genou qui avaient été faites.

Enfin, pour être complet, il nous faut signaler, bien qu'il soit discutable, un cas de psychose toxique rapporté par Wieland, et un cas mortel de Trendelenbourg rapporté par Dresman.

Le malade eut du collapsus, le pouls à 160, des vomissements, une soif intense, de la faiblesse allant jusqu'au coma, les urines brun rouge foncé, et il mourut le troisième jour avec des lésions de néphrite. Il s'agissait d'un enfant de quatre ans auquel on avait injecté 65 centimètres cubes de glycérine iodoformée.

Une question se pose maintenant. La pratique des injections iodoformées doit-elle modifier le reste du traitement de l'arthrite tuberculeuse?

Il est d'abord des chirurgiens qui emploient les préparations iodoformées, concurremment avec d'autres méthodes; ainsi Calot commence le traitement par des injections de naphtol camphré, et n'emploie l'éther iodoformé qu'après sept ou huit injections de naphtol.

Mikulicz emploie d'abord la méthode de Bier, engorgement veineux obtenu par l'application d'une bande caoutchoutée à la racine du membre, et ne commence les injections qu'au bout de huit ou quinze jours.

Nous ne pouvons que signaler cette pratique, car nous n'avons aucun document qui nous permette de la recommander ou de la critiquer.

Un point plus important est de savoir quelle conduite on doit tenir relativement aux positions vicieuses.

Calot et Dulac recommandent de ne pas faire de suite le redressement des positions vicieuses, Mikulicz et Henlé, au contraire, conseillent de les corriger d'abord et de ne commencer les injections qu'au bout de huit ou quinze jours.

L'observation que nous avons signalée plus haut, dans laquelle un redressement, cependant facile, du genou, accompagné d'injections de glycérine iodoformée, a déterminé des accidents ayant nécessité plus tard la résection, semble bien démontrer en effet qu'il ne faut pas faire des injections au moment où l'on cherche, soit par des manœuvres brusques, soit par l'extension continue, à corriger une position vicieuse. Il nous semble préférable d'obtenir d'abord ce résultat par les moyens appropriés, quitte à faire plus tard des injections si elles paraissent indiquées.

Dans l'intervalle des injections, le membre est recouvert d'un bandage compressif aseptique ; puis, la série des injections étant terminée, c'est-à-dire après une injection intra-articulaire ou bien quatre ou cinq injections périarticulaires, on reprend le traitement de la tumeur blanche par les méthodes habituelles, par l'immobilisation dans un appareil approprié.

Notons en passant que MM. Lucas-Championnière et Callot ont conseillé récemment de faire la mobilisation hâtive du membre, au bout de quatre à six semaines seulement de traitement. Nous donnons cette opinion sous la responsabilité de ces auteurs, mais il nous semble, quant à nous, que cette manière de faire ne doit pas être sans dangers, car cette mobilisation précoce, assurément bonne dans les traumatismes et dans certaines formes déterminées d'arthrites, risque d'avoir de très grands inconvénients si elle est appliquée à un membre porteur d'une arthrite tuberculeuse non encore complètement guérie. Or, nous savons qu'il faut plus de quatre à six semaines pour guérir une arthrite tuberculeuse.

Nous terminerons enfin ce chapitre par quelques considérations sur l'action des injections iodoformées.

Au point de vue bactériologique pur, l'action de l'iodoforme sur le bacille de la tuberculose n'est pas des plus nettes. Behring a montré que le bacille de la tuberculose ne croît pas dans une solution d'iodoforme. Tilanus Troje, Tangle, ont étudié l'action des vapeurs d'iode sur le bacille de la tuberculose : il fallait six jours pour arrêter les bacilles dans leur croissance. Au bout de quatre semaines ils étaient encore capables de se reproduire, et il fallait cinquante jours pour qu'ils fussent tués.

D'autre part, les expériences sur les animaux ont montré qu'en injectant des bacilles mélangés à de l'iodoforme, l'infection n'était absolument pas arrêtée (Baumgarten, Troje et Tangle, Rovsing).

Il semble donc, tant par la bactériologie que par l'expérimentation, que l'iodoforme n'ait à peu près pas d'action sur le bacille de la tuberculose.

Mais, d'autre part, la clinique montre que les injections de glycérine iodoformée exercent une action très réelle sur les lésions tuberculeuses. Ainsi Bruns et Nauwerck ont montré que les bacilles disparaissaient de la paroi des abcès traités ; de même les recherches de Stubeurauch et Vaustokum montrent qu'au bout d'un certain temps, un abcès traité par l'iodoforme ne contient plus de bacilles virulents.

Il y a donc opposition entre l'expérimentation et la clinique. Il est pourtant certain que c'est l'iodoforme qui est en cause et non pas la glycérine, puisque ces deux derniers expérimentateurs ont fait des recherches avec des solutions gommeuses ou des solutions dans l'éther, et ont obtenu les mêmes résultats.

Henlé fait trois hypothèses. Il se demande d'abord si l'action n'est pas due à un corps résultant d'une transformation chimique, et notamment à l'iode à l'état naissant. De nombreux auteurs, entre autres de Ruyter, Behring, ont montré qu'une semblable décomposition de l'iodoforme se produit quand il est mis en présence des produits bactériens.

La deuxième explication serait de penser à une atténuation de la virulence des microbes, résultant de ce que les produits chimiques de défense qui se trouvent dans les cellules sont augmentés. On a trouvé qu'une action de cet ordre s'exécute bien pour certains microbes, par exemple le tétanos, la diphtérie, le staphylocoque, mais Venturi n'a pas pu constater un effet analogue par rapport au bacille tuberculeux.

Enfin, la troisième explication consiste à dire que les tissus seraient favorablement influencés par l'iodoforme, produisant une action locale analogue à celle que produit le traitement général sur l'organisme en général.

Stubeurauch a particulièrement défendu cette opinion. Il rapporte l'observation d'un abcès qui, traité antérieurement par l'iodoforme, fut ensuite extirpé.

La paroi de cet abcès présentait les caractères de guérison indiqués par Bruns et Nauwerck, et cependant des bacilles virulents. Il semblerait donc probable que les injections iodoformées n'exercent pas une action directe sur le bacille de la tuberculose, mais qu'elles agissent plutôt en transformant les tissus tuberculeux et que la disparition des bacilles serait seulement consécutive.

INDICATIONS

Nous considérons pour notre part les injections iodoformées comme un simple adjuvant du traitement conservateur des tumeurs blanches. C'est dire que, d'une façon générale, ce mode de traitement devra être associé aux autres moyens employés habituellement pour ce traitement conservateur et, en particulier, à l'immobilisation. C'est dire, d'autre part, que nous considérons comme limites aux injections iodoformées, les limites du traitement conservateur lui-même.

Nous nous élevons donc énergiquement contre ceux qui ont représenté cette méthode comme constituant une méthode unique et exclusive de traitement des tumeurs blanches, et qui, se confiant en elle, déclarent qu'il ne faudra plus jamais pratiquer des opérations sanglantes pour les tumeurs blanches et que le règne des résections est terminé. C'est bien là l'idée qui semble guider Brigel, et il déclare à la suite de ses statistiques que la résection ne peut valoir la méthode des injections iodoformées, et donne des résultats fonctionnels bien inférieurs. C'est aussi l'idée de Calot, qui donne des conclusions à peu près analogues.

Ce sont là des affirmations bien absolues qu'il nous faut discuter, et avant d'aborder les indications nous allons tout d'abord traiter deux questions générales :

1° Est-ce que la fréquence des lésions osseuses ne contre-indique pas le traitement conservateur ?

2° Quelle conduite doit-on tenir vis-à-vis des séquestres ?

Sur le premier point, Volkmann et Lannelongue disaient que dans le jeune âge la tuberculose débute habituellement par les extrémités osseuses, et qu'il y a ainsi presque toujours des lésions osseuses. M. le professeur Ollier, au contraire, a démontré que la tuberculose a assez souvent un début synovial. On peut donc compter, dans une certaine mesure, sur l'absence de lésions osseuses au début, et, de plus, ces lésions osseuses existent-elles, elles sont assurément curables, et on trouve souvent, en opérant des malades, des lésions de tuberculose guéries. La question ne devient difficile alors que lorqu'il y a des séquestres.

Certains auteurs cherchent à démontrer et affirment qu'il est possible de guérir, par un traitement conservateur, les arthrites tuberculeuses lorsqu'il y a des séquestres.

Nous touchons là à une grosse question.

Est-ce qu'une tumeur blanche, dans laquelle les os sont nécrosés et dans laquelle il existe des séquestres, peut guérir sans que ce séquestre soit enlevé ? La chose a été affirmée, notamment par Dulac, dans sa thèse écrite sous l'inspiration de Calot, et la même opinion est soutenue par Henlé, qui dit, à ce propos, avoir fait une expérience qu'il juge démonstrative, pour prouver que l'existence de sequestres n'est pas un obstacle à la guérison.

Henlé rapporte à l'appui de son opinion des expériences qu'il aurait faites sur un séquestre retiré du genou d'une jeune fille guérie après trois ans de traitement conservateur, et à laquelle il avait dû faire une opération orthopédique. Il raconte que l'examen histologique et bactériologique, ainsi que les inoculations, ont montré que ce séquestre était aseptique, et qu'il pouvait théoriquement du moins, être conservé dans les tissus.

On peut bien admettre que les séquestres tuberculeux sont souvent aseptiques, on connait d'autre part des exemples indiscutables de corps aseptiques qui ont été tolérés un certain temps dans les tissus, mais cela n'empêche pas de dire, qu'au point de vue pratique, la guérison d'une arthrite tuberculeuse contenant un séquestre doit, si elle est possible, être toujours bien instable et exposer à des récidives. C'est ce qui explique peut-être les quatre cas de récidive que signale Brigel dans ses statistiques.

Telle est du reste l'opinion de M. Ollier qui, sans se prononcer absolument sur la question théorique de savoir si les séquestres peuvent être tolérés plus ou moins longtemps, affirme du moins catégoriquement qu'au point de vue clinique la guérison obtenue dans ces conditions n'est pas de bon aloi et expose à des regrets plus ou moins tardifs.

C'est là encore ce qu'enseigne la pratique, qui montre l'inutilité du traitement conservateur, même bien dirigé et avec persévérance, lorsqu'il existe des séquestres, et qui montre justement que lorsqu'on est amené à faire des opérations sanglantes, très souvent on trouve des séquestres. Nous ne sommes donc pas bien convaincu par ce cas isolé que signale Henlé, et il n'est pas démontré que la guérison dans ce cas particulier aurait été définitive.

Nous admettrons donc qu'un certain nombre d'arthrites ne sont pas justiciables du traitement conservateur, et nous pensons que s'il était possible, comme la radiographie permet quelquefois de le faire, de reconnaître de bonne heure des arthrites tuberculeuses à séquestres, le mieux serait de les opérer, dût-on même faire pour cela quelques sacrifices osseux. Malheureusement, dans les circonstances actuelles, ce diagnostic ne peut être posé que d'une façon très exceptionnelle, et presque toujours on en arrivera encore à déduire les indications opératoires des échecs du traitement conservateur. Ce dernier, et les injections iodoformées qui en font partie, devra donc être appliqué dans la très grande majorité des cas, mais ce que nous tenons à établir, c'est que le traitement ne doit pas être prolongé outre mesure, et qu'il ne faut pas attendre pour prendre le bistouri que l'état général ou local soit devenu trop grave pour ne pas permettre autre chose que l'amputation, comme a dû le faire quelquefois Brigel.

Nous estimons, en effet, que les résultats fonctionnels fournis par des opérations sanglantes, telles que nous les a enseignées M. le professeur Ollier, sont dans bien des cas égaux à ceux que donne le traitement conservateur et que lorsque celui-ci a été prolongé un temps convenable il est tout à fait inutile de pousser l'expérience plus loin, car elle ne donnerait au malade aucun avantage sérieux et lui ferait courir, au contraire, des risques véritables.

Nous allons chercher maintenant à préciser l'indication des injections iodoformées suivant les diverses circonstances d'âge, de siège et suivant le degré d'évolution auquel l'arthrite est arrivée.

I. **Considérations d'âge.** — Elles ont dans l'espèce une très grosse importance. On sait en effet que le traitement conservateur peut être poussé très loin chez l'enfant. Citons à ce propos les affirmations de Dupin, Calot et Dulac, Blaizot, Marty et Kirmisson.

Chez les enfants on ne doit faire que rarement des interventions sanglantes, parce qu'il y a chez eux une grande puissance de réparation, et on a très souvent vu la guérison se produire spontanément ou à la suite d'un traitement peu considérable, et ensuite parce que chez eux les résections et toutes les pertes de substance osseuse ont une certaine importance au point de vue de la croissance du membre et plus particulièrement encore quand on atteint le cartilage de conjugaison. Avec le traitement conservateur, on n'observe pas ou presque pas de raccourcissement du membre porteur de la tumeur blanche, mais les limites de cette méthode vont en se rapprochant de plus en plus à mesure que l'on avance en âge.

On peut dire la même chose des injections de glycérine iodoformée.

Elles paraissent avoir donné, entre les mains de Wieland, de Bruns et Mikulicz de très beaux succès chez les enfants et nous en avons des exemples. Il faut remarquer toutefois que tous les exemples que nous pouvons donner s'appliquent à des cas au début et que nous ne pouvons pas apporter de conclusions personnelles relatives au traitement par ce procédé des formes graves et anciennes.

1. Chez les enfants, les indications des injections seront donc très larges, parce que non seulement elles pourront trouver leur application dans le traitement proprement dit de l'arthrite, mais encore elles pourront être employées comme un très bon adjuvant des opérations sanglantes conservatrices et partielles que l'on est souvent autorisé à faire. A ce propos Dulac dit, dans sa thèse, que dans ces cas, les injections modificatrices rendent encore des services : d'abord comme préparation à l'intervention en modifiant le terrain, en l'aseptisant, comme traitement préopératoire ; ensuite comme complément de l'intervention, comme traitement post-opératoire.

2. Chez les adultes les indications nous paraissent beaucoup plus restreintes. Assurément, chez eux, il faut bien tenter, au début d'une arthrite tuberculeuse, le traitement conservateur, et nous dirons même plus loin que les hydarthroses tuberculeuses sont, même chez l'adulte, parfaitement justiciables de cette méthode.

Mais si l'arthrite paraît résister à l'emploi suffisamment prolongé de ces méthodes conservatrices, la question devient alors différente. Sans doute, en prolongeant ce traitement conservateur, il est possible d'aboutir à un résultat, mais celui-ci demandera pour se produire beaucoup de temps, comme nous avons pu le constater dans un grand nombre d'observations publiées par Bruns et Brigel, et Henlé ne cache pas, et c'est même un grave reproche qu'il fait à la méthode, que la guérison n'a souvent été obtenue qu'après un an, un an et demi et plus de traitement, bien que dans quelques cas le séjour à l'hôpital de ces malades guéris n'ait pas dépassé deux mois et demi.

Le résultat présente en outre un certain aléa, car nul ne peut faire d'avance le pronostic exact d'une tumeur blanche. Au contraire, les résections typiques donnent, pour la plupart des articulations, lorsqu'elles sont faites en observant rigoureusement les règles de la méthode sous-périostée, des résultats fonctionnels aussi bons et parfois même supérieurs à ceux que pourrait donner le traitement conservateur.

En outre, le malade en s'y soumettant, fait une économie de temps véritablement importante.

Pour ces raisons, il nous semble que chez les adultes les indications des injections iodoformées resteront assez restreintes.

Elles auront pour elles les formes tout à fait au début, les formes à évolution lente comme l'hydarthrose tuberculeuse, et enfin les cas dans lesquels, en raison de la multiplicité des lésions, ou bien encore à cause de l'existence de lésions viscérales importantes, poumon, rein, péritoine, intestin, etc., il n'est pas possible de songer à une opération radicale et où l'on doit, coûte que coûte, s'en tenir au moins provisoirement au traitement palliatif.

Nous sommes sur ce point parfaitement d'accord avec Brigel qui, dans treize de ses cas, a dû recourir de force à cette méthode à cause de la présence de foyers tuberculeux multiples.

3. Enfin, chez les vieillards les conditions sont encore différentes.

Ici l'intervention, que l'on peut proposer dans la plupart des cas, n'est plus guère représentée que par l'amputation.

D'autre part, la tuberculose a souvent une marche torpide à évolution lente. Dans ces conditions il doit être permis d'essayer pendant un temps relativement long la méthode conservatrice et d'en poursuivre l'emploi jusqu'au moment où la lésion représente un danger véritable pour celui qui en est porteur.

Rappelons d'ailleurs que Henlé, assez souvent, a eu de bons résultats chez les vieillards : 69 à 70 pour 100.

II. **Considérations suivant l'articulation atteinte.** — Toutes les articulations semblent *a priori* être justiciables de cette méthode, et elle paraît donner des résultats sensiblement égaux pour toutes

C'est ce qu'on trouve à peu près chez tous les auteurs qui ont employé les injections iodoformées. Cependant pour être complet, nous devons dire que Henlé préfère et pratique la résection pour l'articulation du genou chez l'adulte, surtout si l'état de l'articulation ne permet pas d'espérer un genou mobile par la méthode conservatrice.

Si la rotule se trouve fixée, selon lui, il ne faut pas s'attarder, mais faire d'emblée la résection, car la méthode conservatrice est, dit-il :

1° Moins rapide ;

2° Aboutit souvent à l'ankylose, avec un résultat fonctionnel moins bon qu'avec la résection.

Sur 42 cas il a fait 33 fois la résection.

Il n'y a que pour les enfants qu'il préconise le traitement conservateur, et les données fournies par la clinique de Mikulicz lui confirment ce fait déjà connu, que ce sont les sujets âgés de moins de quinze ans qui guérissent le mieux et avec les plus beaux résultats.

Nous ne discuterons pas ici la question de la résection plus ou moins hâtive au cours de la coxalgie, question qui a été encore discutée récemment à la Société de chirurgie. La question pour nous est la suivante :

Etant donnée une coxalgie en évolution, suppurée ou non, tandis que nous faisons l'immobilisation, est ce que nous chercherons à faire des injections iodoforméés dans l'articulation ou à son voisinage immédiat ?

Un certain nombre d'auteurs en ont fait ; Wieland en particulier en rapporte des exemples et ne semble pas s'en trouver mal. Nous ne pouvons pas, quant à nous, rapporter d'observations personnelles, et il nous semble qu'il doit être assez malaisé de pénétrer dans une articulation à une pareille profondeur, et de bien savoir ce que l'on fait.

III. Au point de vue des formes, nous distinguerons plusieurs cas :

1° L'*hydarthrose tuberculeuse* est une des formes où la méthode trouve son indication absolue, parce que les altérations sont purement synoviales, et que cette forme de tuberculose à marche lente a une certaine tendance à guérir seule. On favorise beaucoup la guérison par ce moyen, et tout le monde est d'accord au point de vue de la nécessité de poursuivre longtemps le traitement conservateur.

Nous avons du reste des observations dans lesquelles l'épanchement a disparu très rapidement et ne s'est pas reproduit. Les injections iodoformées dans ces cas ne sont donc pas discutables.

2° *Formes fongueuses.* — Dans ces formes au début les injections trouvent encore leurs principales indications. Nous rapportons plusieurs cas dans lesquels on a vu, à la suite d'injections iodoformées peu nombreuses, des masses fongueuses disparaître comme par enchantement, l'articulation reprendre son volume normal, les mouvements se rétablir presque complètement. Donc, d'une façon générale les injections sont très bien dans le cadre des arthrites fongueuses.

3° Dans les *arthrites tuberculeuses sèches*, dont le type est la carie sèche de l'épaule, nous ne connaissons pas d'observation où cette méthode ait été employée.

Il nous semble *a priori* que les lésions osseuses étant très prodominantes dans cette forme, la glycérine iodoformée doit avoir une bien faible influence sur l'évolution des lésions ; aussi croyons-nous que si on peut y recourir au début, il ne faudra pas trop cependant retarder l'intervention sanglante.

4° Dans les *formes avec abcès périarticulaires*, plusieurs des chirurgiens que nous avons cités font encore des injections.

Nous pensons qu'ici on ne peut pas donner de conclusions fermes, parce que cela dépend beaucoup du siège de la lésion, de l'âge du malade, de l'état général, etc. Il est sûr que de semblables formes d'arthrites peuvent guérir par la méthode conservatrice, mais il est sûr aussi que, dans bien des cas, on sera obligé d'en arriver à une intervention sanglante, qui donnera, en moins de temps, un résultat fonctionnel aussi satisfaisant.

5° On peut dire la même chose des *formes fistuleuses*, en faisant remarquer en outre que c'est dans ces formes que les injections de glycérine iodoformée donnent les résultats les moins beaux, et qu'il ne faudra, par conséquent, y recourir que lorsque, pour d'autres raisons, on croira devoir laisser de côté les interventions sanglantes.

En somme, nous considérons la glycérine iodoformée comme convenant surtout aux formes légères et de début. Nous n'avons pas de faits assez démonstratifs pour soutenir que cette méthode doit augmenter, dans une proportion importante, le champ du traitement conservateur.

Dans le traitement post-opératoire des résections et des opérations atypiques, on pourra encore recourir à la glycérine iodoformée, en suivant la même technique que dans les formes fistuleuses.

Nous venons de voir que les indications des injections de glycérine iodoformée sont en somme les indications du traitement conservateur, et, de fait, dans toute notre thèse, nous avons considéré les injections comme étant simplement une partie de ce traitement.

On pourrait se demander maintenant quelle place elles occupent dans la longue liste des moyens conservateurs employés.

L'immobilisation et la compression, qui sont la base même du traitement de toute arthrite tuberculeuse, conservent ici leur place au premier rang, et nous n'avons pas assez de foi dans l'action spécifique de la glycérine iodoformée pour nous prononcer contre ces méthodes qui ont fait leurs preuves depuis longtemps. D'ailleurs elles peuvent très bien être employées concurremment avec les injections, et c'est ainsi qu'il a été procédé dans les observations que nous rapportons.

La comparaison serait plutôt à établir entre les injections de glycérine iodoformée et les autres moyens d'action interstitielle, au premier rang desquels se place l'ignipuncture. Celle-ci est encore un bon moyen, et, jusqu'à ces derniers mois, M. Nové-Josserand y avait recours d'une façon constante. Il a semblé cependant que son action soit moins sûre que celle de la glycérine, et nous rapportons notamment deux cas, où l'ignipuncture n'ayant produit qu'une amélioration peu considérable, la guérison fut amenée très vite par la glycérine iodoformée.

C'est à la suite de ces faits que M. Nové-Josserand en a généralisé l'emploi, et, pour le moment, son impression est bien que la glycérine iodoformée agit plus vite et plus sûrement que n'importe quel autre agent modificateur.

OBSERVATIONS

OBSERVATION I

Sainte-Amélie. — F. M..., six ans et demi.

Entrée le 31 juillet 1899. *Genou gauche.*

Pas d'antécédents héréditaires : personnellement, bronchite à un an et demi.

Le début de l'affection remonte à cinq mois : il se fit par une claudication légère, remarquée par les parents, sans douleur ni tuméfaction.

Il y a un mois, les douleurs sont apparues : la marche devient pénible et douloureuse.

Le matin, au réveil, la jambe est raide, la malade se fatigue rapidement : le soir, la marche est absolument impossible.

Les mouvements sont tous limités : la flexion était en plus, beaucoup plus douloureuse que l'extension.

Actuellement, marche très difficile, claudication très prononcée. Flexion et extension de la jambe limitées. Rotation du pied en dehors presque à angle droit. Pas de douleurs spontanées, mais la flexion forcée est douloureuse. Quelques craquements.

3 août 1899. — Sous anesthésie, on fait six injections de glycérine iodoformée de chaque côté du tendon rotulien ; rétrécissement du membre.

Botte plâtrée.

6 août. — La malade présente de la fièvre avec une température de 39 degrés à 39°4.

Légère constipation. Douleur au niveau du genou, transpiration abondante. Pas d'appétit.

La température monte jusqu'à 39°9.

11 août. — La température = 38°7, mais le genou est volumineux, tuméfié : on constate les signes d'une arthrite suppurée.

15 août. — La température = 37°8. On fait, sous anesthésie, la résection du genou : on trouve dans l'articulation un pus verdâtre, épais et très abondant. La lésion portait sur l'extrémité supérieure du tibia.

OBSERVATION II

X..., hospitalière, trente ans. *Genou droit.*

Pas d'antécédents héréditaires ni personnels.

Le début de l'affection remonte à un an ; la tuméfaction du genou fut le premier signe.

En même temps on constatait *un peu de gêne* à la descente des escaliers, quelques douleurs dans les derniers temps.

Mouvements intacts, sauf la flexion qui est limitée à angle droit.

Un peu plus tard, volumineuse hydarthrose.

L'état général est très bon.

10 octobre 1899. — On fait une ponction, on retire une grande quantité de liquide clair.

Injection de glycérine iodoformée à 15 pour 100, de 20 grammes.

Pendant huit jours, la malade présente de la fièvre, avec une température atteignant 39 degrés.

En même temps, on note : de la céphalalgie, une sensation de malaise très grande, de l'insomnie. Urines rares, de couleur rouge brun acajou. La malade souffre de toutes ses articulations. Au bout de huit jours tout disparaît.

20 octobre. — On met tout le membre inférieur dans un appareil silicaté qu'on laisse en place pendant deux mois.

10 décembre. — L'appareil silicaté enlevé, on constate que le genou est sec et que la tuméfaction est totalement disparue,

On permet à la malade de marcher librement.

18 décembre. — Légère hydarthrose. Les mouvements sont complets pour l'extension, limités à l'angle droit pour la flexion.

La malade marche longtemps sans se fatiguer mais en boitant un peu à cause de la raideur de la jambe.

OBSERVATION III

Cl. Robert, trois ans et demi. Entré le 4 août 1899. Mère atteinte de tuberculose pulmonaire ; une sœur morte de la même affection. Né à sept mois. Jusqu'ici rien de particulier.

L'affection actuelle remonterait à quinze jours. Au réveil du petit malade, on s'aperçut que le coude gauche était tuméfié. Douleurs spontanées, exagérées par les mouvements. L'extension est impossible. Un médecin consulté croit à une luxation et fait des tentatives de réduction à la suite desquelles violentes douleurs.

Actuellement on constate l'état suivant :

Tuméfaction diffuse du coude, surtout marquée au niveau de la tête radiale. Distension du cul-de-sac postérieur avec sensation de fluctuation.

Flexion et extension limitées à amplitude de 15 à 20 degrés. Supination et pronation très limitées aussi, main en pronation. Pas de douleurs, ni spontanée, ni provoquée.

Rétraction du muscle long supinateur.

Bon état général, pas de ganglions, on fait deux injections de glycérine iodoformée. Elles déterminent une douleur assez forte avec besoin de faire mouvoir l'articulation,

13 août 1899. — Deux nouvelles injections, attelle plâtrée. Membre en demi-flexion; demi-pronation. Part chez lui.

9 décembre. — On note que la tuméfaction a presque com-

plètement disparu : la tête du radius est nettement perceptible. Au-dessus d'elle et en arrière, à la face postérieure du condyle on sent un certain épaississement de la synoviale, qui donne une sensation de consistance dure, ne ressemblant en rien à des fongosités. Le reste de l'articulation est parfaitement net. La flexion ne dépasse pas l'angle droit ; l'extension ne se fait guère que dans une amplitude de 15 degrés. Pronation complète : la supination peut être faite dans les deux tiers de sa course normale.

L'enfant se sert bien de son bras ; il ne souffre pas. Il semble qu'il y ait du mieux.

22 décembre. — L'état général et local est à peu près le même. L'enfant se sert très bien de son bras, sans douleur d'aucune sorte.

OBSERVATION IV

J. Eugène, six ans et demi. Entré le 31 août 1899, mère morte de tuberculose pulmonaire.

A été soigné à l'Antiquaille pour maladie de la peau.

Le début de l'affection actuelle remonterait au mois de juillet (14 juillet 1899) : l'enfant se fit une entorse pour laquelle il fut traité par un médecin.

Depuis ce jour la marche devient de plus en plus difficile.

31 aout 1899. — L'examen local est le suivant :

Tuméfaction diffuse de la région tibio-tarsienne droite.

Atrophie du membre inférieur droit. Mensuration.

a) Au milieu de la cuisse.

Membre sain . . . . 24 centimètres.
Membre malade . . . . 23 —

b) Au mollet.

Membre sain . . . . 21 centimètres.
Membre malade . . . . 19 —

c) Circonférence au niveau des malléoles.

Membre sain . . . . 17 centimètres.

Membre malade . . . . 20 —

La dépression rétro et anté-malléollaire a disparu.

Elle est occupée par tuméfaction très nette.

Culs-de-sacs distendus. La palpation est douloureuse. Mouvements presque nuls et moins douloureux.

Œdème de la face dorsale du pied. Pas de collection fluctuante nette.

1er septembre 1899. — On fait six injections de glycérine iodoformée.

12 septembre. — On fait cinq injections de glycérine iodoformée.

22 septembre. — On fait cinq injections de glycérine iodoformée. Eruption bulleuse à la face postérieure du pied.

17 octobre. — On fait quatre injections de glycérine iodoformée. Eruption bulleuse à la face plantaire du pied.

Botte plâtrée.

26 décembre. — Le gonflement a totalement disparu : tout au plus reste-t-il un très léger empâtement dans les gouttières rétro-malléolaires.

Les mouvements ont leur amplitude normale. L'enfant ne souffre pas. Il peut marcher dès l'ablation de son plâtre, avec une légère claudication.

OBSERVATION V

V..., quatorze ans et demi. Entré le 31 janvier 1899. Père atteint de tuberculose pulmonaire, pas d'antécédents personnels.

Il y a deux mois, sans cause, apparut une gêne des mouvements du bras limitant la flexion et l'extension. L'état est le suivant :

Extension du coude à 145 degrés.

Flexion un peu plus considérable que l'angle droit. Supination également limitée.

La forme du coude n'est pas altérée. On note seulement au niveau de la tête radiale, une tuméfaction assez sensible. A ce niveau, la pression est douloureuse et on sent une masse fongueuse, pseudo-fluctuante.

2 février. — On fait dans cette masse fongueuse des pointes de feu pénétrantes. Le membre est ensuite immobilisé dans un appareil plâtré.

24 avril. — L'appareil enlevé, on constate que le coude est presque complètement immobilisé. Il persiste seulement quelques mouvements très faibles. La tuméfaction au niveau de la tête du radius a manifestement *augmenté* et donne la sensation d'une masse assez volumineuse de fongosités molles.

On injecte dans cette masse 2 centimètres cubes de glycérine iodoformée.

29 avril. — La partie fongueuse a notablement diminué de volume, est devenue plus dure. On injecte 2 centimètres cubes au point le plus mou.

6, 9, 12 mai. — Deux injections chaque fois.

On note à ce moment que la tuméfaction existe toujours et paraît plus consistante. On fait un bandage plâtré qui est gardé jusqu'à fin juillet. L'enfant est alors envoyé aux bains de mer, où il reste quarante jours et, dès son retour, il se met à travailler comme ouvrier mécanicien,

11 décembre 1899. — On constate l'état suivant :

La forme du coude est normale.

Il n'y a plus ni empâtement, ni douleur au niveau de la tête radiale.

L'extension atteint 160 degrés, la flexion dépasse un peu l'angle droit.

Pronation et supination sont presque complètes. Le membre est légèrement atrophié. Il devient plus fort tous les jours. Le malade travaille de son bras sans éprouver aucune gêne.

OBSERVATION VI

S... Jeanne, quinze ans et demi.

En traitement dans ce service pour mal de Pott.

28 avril 1899. — Depuis le début de son séjour dans le service, on avait remarqué une tuméfaction du coude avec douleurs et un peu de gêne des mouvements de flexion.

A l'examen, on trouve :

Mouvements intacts, mais limités dans le sens de la flexion.

Une grosse masse de fongosités au niveau de l'extrémité supérieure du radius.

Fin septembre 1899. — Une injection de glycérine iodoformée.

15 octobre. — La tuméfaction a sensiblement augmenté. On a presque de la vraie fluctuation et on agite la question de faire une incision. On temporise cependant et peu à peu le gonflement disparaît.

20 décembre 1899. — Actuellement : Les mouvements du coude sont devenus tout à fait libres.

Les douleurs ont complètement disparu.

L'examen local ne révèle qu'un léger épanouissement de la synoviale de la partie qui recouvre la tête radiale. L'articulation est parfaitement sèche. Le malade peut se servir de son bras pour tous les usages.

OBSERVATION VII

M..., Julienne, deux ans et demi. *Coude gauche.* Pas d'antécédents héréditaires.

27 avril 1899. — Personnellement, s'est fait une luxation du coude, il y a quatre mois ; elle a été soignée par un rhabilleur. Depuis ce moment, son coude est toujours un peu tuméfié. La tuméfaction aurait surtout augmenté depuis trois semaines.

Actuellement, l'état local est le suivant :

Tuméfaction diffuse de la région du coude, surtout marquée à la face postérieure entre l'olécrâne et l'épicondyle. A ce niveau, on a la sensation d'une pseudo-fluctuation. Les mouvements sont tous possibles; seule l'extension est limitée. La pronation et la supination s'effectuent parfaitement.

Pas de phénomènes morbides du côté de la peau, qui est restée normale.

27 avril 1899. — On fait une injection intra-articulaire de glycérine iodoformée.

29 avril. — Nouvelle injection.

3 mai. — La supination est limitée à la moitié environ de sa course.

La tuméfaction a diminué.

Nouvelle injection.

3 octobre. — Il y a deux jours, traction involontaire sur le bras malade, à la suite de laquelle la malade accuse de la douleur limitée à l'articulation du coude. En même temps, il survient :

De la tuméfaction diffuse de l'articulation.

La flexion est normale, l'extension un peu limitée, la supination presque complètement abolie.

Pas de douleur à la palpation.

L'examen montre qu'il n'y a pas de luxation.

13 octobre. — La douleur a totalement disparu.

La supination reste toujours très limitée.

13 décembre 1899. — Le coude est parfaitement revenu à l'état normal, tant au point de vue du volume que des mouvements. Ceux-ci sont absolument intacts avec une limitation presque insensible de l'extension et de la flexion.

Etat excellent. La malade se sert de son bras pour tous usages.

OBSERVATION VIII

A. Œ..., cinq ans. Entrée le 16 mai 1899. *Tibio-tarsienne gauche.*

Père atteint de tuberculose pulmonaire, mère bien portante. Rien dans les antécédents personnels.

Le début de l'affection remonte à un an et demi : à cette époque, l'enfant commença à ressentir de la douleur de son articulation, douleur surtout marquée le soir. En même temps *claudication*, qui est allée en s'exagérant de plus en plus, l'enfant marche sur la pointe du pied. Au printemps dernier, il semble que la maladie s'arrête ; mais bientôt après réapparaissaient la douleur, la claudication et la tuméfaction. Depuis dix-sept jours, la marche est devenue impossible, l'enfant saute sur un pied.

15 mai. — Actuellement on constate :

Tuméfaction de toute la région tibio-tarsienne gauche. Elle donne à la palpation une sensation de mollesse particulière ; nulle part on ne trouve de la fluctuation. Le relief des deux malléoles est effacé.

Atrophie de la jambe gauche ; allant jusqu'à 5 cm. 1/2 au niveau de la cuisse.

Douleur surtout provoquée par la palpation et les mouvements, nettement marquée au niveau des articulations tibio-tarsienne et calcanéo-astragalienne.

Les mouvements sont très limités.

Léger degré d'équinisme.

20 mai. — On fait trois injections de glycérine iodoformée.

29 mai. — On fait trois injections de glycérine iodoformée.

1 juin. — On fait trois injections. Plâtre : l'enfant part.

29 août. — On enlève le plâtre et on voit que la tuméfaction a beaucoup diminué. Il persiste seulement un peu d'empâtement de chaque côté du tendon d'Achille.

Tous les mouvements ont repris leur amplitude normale.

On refait deux injections de glycérine iodoformée.

12 septembre. — On refait quatre injections de glycérine iodoformée.

22 septembre. — On refait cinq injections de glycérine iodoformée.

30 septembre. — L'articulation tibio-tarsienne est absolu-

ment sèche. Pas de trace de tuméfaction sur aucun point.

Les mouvements sont conservés dans le tiers à peu près de leur amplitude normale.

OBSERVATION IX

J. C..., entré le 3 octobre 1899. *Genou droit.* Mère atteinte de bronchite (?). Une sœur mort-née.

Pas d'autres antécédents héréditaires ou personnels.

L'enfant s'est toujours bien porté.

L'affection a débuté, il y a quatre mois, par une douleur localisée au genou et seulement ressentie pendant la marche. En même temps légère tuméfaction du genou.

Pas de claudication.

Depuis deux mois, les douleurs survenant à l'occasion de la plus légère fatigue, continent le malade au repos absolu. Un mois de claudication.

Actuellement on constate :

De la tuméfaction diffuse du genou, avec fluctuation manifeste au niveau des culs-de-sac.

Sur le bord interne de la rotule on sent un corps étranger de très petit volume, qui pénètre dans l'articulation et s'y mobilise.

Les mouvements sont presque normaux, sauf la flexion qui est légèrement limitée.

Atrophie légère de la jambe et de la cuisse droites.

Ganglions inguinaux du même côté.

Pas de douleurs.

On fait deux injections de glycérine iodoformée dans le grand cul-de-sac et dans l'articulation. On applique un appareil plâtré.

Actuellement, l'enfant marche en tenant un genou raide, et sans trop boiter.

Malgré dix jours de marche continue, le genou est resté complètement indemne.

Pas de douleurs.

On note que les mouvements reviennent progressivement et que les progrès, en cela, sont déjà considérables.

OBSERVATION X

J. B..., deux ans et demi. Entré le 21 octobre 1899. *Genou droit.*

Au mois de juin dernier il a été opéré à Sainte-Marguerite pour une adénite suppurée.

L'affection actuelle a débuté, il y a un mois, par de la tuméfaction et de la douleur du genou droit.

Actuellement l'examen montre que :

La jambe est un peu fléchie.

Le genou est le siège d'une tuméfaction diffuse avec sensation nette de fluctuation au niveau des culs-de-sac qui sont saillants. Choc rotulien.

Les mouvements sont possibles, mais douloureux.

La palpation est douloureuse.

Pas d'atrophie. Pas de raccourcissement.

Température un peu plus élevée que du côté sain.

26 octobre. — On fait quatre injections de glycérine iodoformée.

6 novembre. — On fait trois injections autour de la rotule.

17 novembre. — On fait trois injections autour de la rotule. Genouillette plâtrée.

OBSERVATION XI

F. G..., huit ans. Sainte-Amélie. Entrée le 21 octobre 1899. *Genou droit.* Pas de renseignements sur les antécédents héréditaires et personnels.

L'examen de l'état actuel montre : une tuméfaction diffuse du genou droit avec fluctuation manifeste. Les culs-de-sac sont distendus. Choc rotulien. Le genou a un aspect globuleux, sans saillie ni dépression d'aucune sorte. La palpation montre que la synoviale est épaissie, surtout au niveau du cul-de-sac sous-tricipital. Craquements en mobilisant la rotule au devant de la trochlée.

Pas de position vicieuse. Les mouvements sont normaux, sauf la flexion qui est un peu limitée.

Très légère claudication.

Pas de douleur, ni spontanée, ni provoquée.

Légère atrophie de la cuisse droite.

Signes pulmonaires positifs (souffles, craquements.)

25 octobre. — On fait une ponction qui ramène environ 50 grammes d'un liquide filant.

Par le même trocart injection de glycérine iodoformée.

26 octobre. — La malade à 38°,5 de température.

2 novembre. — La tuméfaction a sensiblement diminué. Plâtre.

8 novembre. — Départ de la malade.

13 novembre. — Méningite tuberculeuse.

OBSERVATION XII

M. M..., deux ans et demi. Sainte-Amélie. Entrée le 18 juillet 1898. *Articulation tibio-tarsienne.*

Pas de renseignements sur les antécédents héréditaires ou personnels. On sait seulement que l'affection actuelle date de cinq semaines.

On note actuellement :

Empâtement localisé de chaque côté du tendon d'Achille, se prolongeant jusqu'au niveau de la malléole interne.

La face antérieure ne présente rien d'anormal.

Les mouvements sont conservés : la flexion du pied est toutefois assez limitée.

On a fait antérieurement des pointes de feu superficielles suivies d'un appareil plâtré.

28 août. — On fait quatre injections de glycérine iodoformée.

12 septembre. — On fait cinq injections.

22 septembre. — On fait cinq injections.

12 octobre. — On fait deux injections.

Botte plâtrée.

15 octobre. — La tuméfaction a complètement disparu.

Les mouvements ont à peu près repris leur amplitude normale dans tous les sens.

Ils ne sont pas douloureux.

Suppression de l'appareil plâtré.

OBSERVATION XIII

M. R..., deux ans et demi. Entrée le 17 mai 1899 à Sainte-Amélie. *Genou gauche.* Pas d'antécédents héréditaires ni personnels.

Début de l'affection il y a six mois, sans traumatisme.

Elle s'est manifestée tout d'abord par de la douleur, et trois semaines après par de la tuméfaction. Légère claudication. Application de six topiques qui font diminuer la tuméfaction.

Actuellement, on note :

Tuméfaction diffuse du genou gauche.

Les culs-de-sac sont distendus. Choc rotulien.

Les mouvements sont normaux.

20 mai. — Sans anesthésie, on fait une ponction qui donne issue à 20 grammes environ de liquide filant, clair et muqueux.

Injection d'éther iodoformé.

Bandage plâtré.

16 décembre. — Lettre de la mère de la petite malade : la tuméfaction a considérablement diminué.

Plus de claudication.

Douleur légère si la malade marche trop longtemps ou si elle prend froid.

OBSERVATION XIV

M. G..., douze ans et demi. Sainte-Amélie. Entrée le 14 mars 1899. *Genou droit.* Antécédents héréditaires et personnels.

L'affection actuelle remonterait à trois ans. A cette époque la petite fille se fit un traumatisme insignifiant, qui se serait accompagné d'une légère tuméfaction. Cette tuméfaction est restée stationnaire jusqu'au mois d'août 1898. Elle augmenta alors sensiblement, s'accompagnant de claudication légère et de douleur après la fatigue.

Actuellement, on constate :

Une tuméfaction diffuse du genou droit, lui donnant une forme globuleuse. Tous les culs-de-sac sont distendus : fluctuation nette, choc rotulien. Au niveau de l'interligne, sur les côtés de la rotule, sensation de crépitation neigeuse très fine, ressemblant à celle des grains riziformes.

Les mouvements sont complets.

Pas d'atrophie sensible.

17 mars. — Ponction au niveau du grand cul-de-sac. On retire 200 grammes environ d'un liquide filant jaune foncé, contenant des grumeaux blancs en petite quantité.

Injection d'éther iodoformé. Plâtre.

11 décembre. — Lettre du père de la malade. Le genou a considérablement diminué de volume. La flexion ne se fait qu'à moitié. Douleur si la malade se fatigue et si elle veut faire des mouvements forcés.

A eu plusieurs appareils silicatés.

RÉSULTATS

La plupart des chirurgiens qui ont employé la glycérine iodoformée dans le traitement des ostéo-arthrites tuberculeuses, se montrent satisfaits. Depuis dix ans, cette méthode est devenue courante en Allemagne, elle semble être adoptée sans conteste par la plupart des chirurgiens allemands.

Mickulicz, Brunns, Krause, Trendelenbourg, Angerer, Lucke, etc., lui donnent la première place dans le traitement des ostéo-arthrites tuberculeuses. Quelques-uns mêmes vont jusqu'à parler d'une action spécifique exercée par ce remède sur les bacilles et les tissus tuberculeux.

En Amérique, Senn, Bryant, Whitmann, Sayre, Taylor, s'en proclament aussi partisans.

Il semble qu'en France son usage se soit beaucoup moins étendu ; les observations sont relativement peu nombreuses, et, seuls, Redard et Calot semblent l'employer d'une façon courante.

La glycérine iodoformée se présente donc avec de bonnes recommandations. Elle a cependant des adeptes plus tièdes et même des détracteurs.

Ainsi Kœnig, d'après Henlé, tout en utilisant la

glycérine iodoformée en restreint les indications, et Riedel va même jusqu'à dire que son efficacité est nulle, et que les succès qu'on lui attribue sont le fait du traitement conservateur tout entier.

Ceci posé, il semble qu'il devrait être facile de rendre compte par des chiffres de la valeur de la glycérine iodoformée, mais on va voir qu'il n'en est rien ou que du moins, s'il est possible d'arriver à certaines conclusions, celles-ci n'ont pas la précision mathématique que l'on pourrait souhaiter.

La cause en est dans la très grande variabilité d'évolution et de gravité de l'ostéo-arthrite tuberculeuse.

Les faits que l'on a apportés à l'appui des injections sont de 3 pour 100.

1° Il y a d'abord des cas de tuberculose articulaire, considérés comme graves, justiciables, semble-t-il, d'une grosse intervention, telle que, amputation ou résection, et qui ont guéri après usage de la glycérine iodoformée, tel celui rapporté par Trendelenbourg au congrès des chirurgiens allemands de 1890, où une ostéo-arthrite tuberculeuse, justiciable d'une amputation, fut guérie de cette façon.

Un grand nombre de faits de ce genre seraient assurément émouvants, mais nous verrons plus loin, dans les statisques intégrales, qu'il n'en n'est pas toujours ainsi.

D'autres donnent des chiffres en bloc, d'après lesquels ils auraient vu des ostéo-arthrites tuberculeuses, traitées par cette méthode, guérir dans une proportion de 50, 60, 80 pour 100. Mais il faudrait savoir quels résultats donnent comparativement les autres modes de traitement, employés suivant les mêmes principes, dans, le même milieu, par le même chirurgien.

D'autres encore viennent dire que les injections de glycérine leur ont permis de réduire dans de fortes proportions les cas qui leur semblaient apparemment justiciables de la résection, mais il faudrait savoir comment ils comprenaient alors les indications des opérations sanglantes, et les résultats qu'ils apportent pourraient démontrer simplement que le traitement conservateur peut être poussé plus loin qu'ils ne le croyaient d'abord, et cela ne démontre pas l'action de la glycérine iodoformée.

Enfin, quelques auteurs nous ont apporté des statistiques intégrales, tel est le travail, de Henlé, qui comprend tous les cas traités à la clinique de Mikulicz pendant un certain nombre d'années, soit en tout cent soixante-sept cas.

Cet auteur arrive aux résultats suivants, pour les cas traités avec la glycérine iodoformée : 70 pour 100 de cas favorables, sur lesquels 25,8 pour 100 ont conservé la mobilité de l'articulation, 33 pour 100 sont notés guéris, mais avec une réduction plus ou moins complète des mouvements, les autres ont été seulement améliorés, et ont dû subir ultérieurement des interventions le plus souvent de peu d'importance, grattages, excisions partielles, quelques-uns des résections typiques.

Ces chiffres semblent au premier abord assez favorables ; cependant, en les regardant de près, on voit qu'ils ne peuvent servir qu'à établir les résultats du traitement conservateur en général, et qu'ils ne prouvent pas la supériorité des injections de glycérine iodoformée.

En effet, beaucoup de ces malades ont été traités par des procédés mixtes, ainsi, en associant aux injections la stase veineuse pratiquée par la méthode de Bier, et les cas qui ont été traités exclusivement par l'une ou l'autre méthode, bien qu'ils indiquent un pourcentage un peu plus favorable en faveur de la glycérine iodoformée, ne sont pas en assez grand nombre pour que cette conclusion paraisse inattaquable.

De la statistique intégrale de Henlé, on ne peut déduire que deux choses : c'est que la glycérine iodoformée n'est pas la panacée que l'on a dite et qu'elle demande assez souvent des opérations correctrices, et qu'elle échoue encore dans 30 pour 100 des cas. Il ne faut donc plus parler de l'action spécifique de l'iodoforme, d'autant plus qu'on arrive à des résultats presque aussi beaux par des méthodes, comme la stase veineuse, qui ne prétendent pas être spécifiques.

Les faits personnels que nous rapportons sont encore trop récents et trop peu nombreux pour que nous puissions baser sur eux une opinion personnelle. Nous avons vu guérir rapidement un malade qui, traité antérieurement par l'ignipuncture et l'immobilisation, semblait être en voie d'aggravation, et ce malade est actuellement guéri depuis plus de quatre mois et travaille de son bras. Ce cas avait laissé une bonne impression dans l'esprit de M. Nové-Josserand et l'avait déterminé à employer sur une plus grande échelle ce procédé de traitement.

Depuis, cette impression favorable a persisté. Plusieurs hydarthroses du genou, plusieurs ostéo-arthrites du coude et de la tibio-tarsienne sont rapidement fondues sous l'influence combinée de la glycérine iodoformée et de l'immobilisation, et ceci paraît suffisant pour justifier notre thèse qui a surtout pour but d'attirer l'attention sur ce moyen peut-être trop négligé.

Le cas de la fillette qui dut subir ultérieurement la résection intra-épiphysaire du genou n'est pas une objection valable, car il y avait des lésions osseuses graves qui eussent nécessité tôt ou tard l'intervention, et on eût peut-être pu éviter les accidents qui se sont produits, en attendant quelques jours après le redressement, pour faire les injections.

En somme, notre impression est la suivante : les injections de glycérine iodoformée sont sans inconvénients si l'on prend les précautions que nous avons indiquées ; elles paraissent agir au moins aussi bien, sinon mieux que les agents employés ordinairement. On peut donc les essayer au cours du traitement conservateur ; et si elles continuent à donner des résultats aussi satisfaisants que ceux que nous avons mentionnés, il ne nous paraît pas douteux qu'elles constitueront un véritable progrès dans le traitement des ostéo-arthrites tuberculeuses, surtout chez les enfants.

CONCLUSIONS

I. Les injections de glycérine iodoformée ne sont pas, comme on l'a dit, une médication spécifique de la tuberculose articulaire.

Il n'y a donc pas lieu de les opposer aux méthodes sanglantes atypiques et aux résections articulaires, qui conservent toutes leurs indications.

II. Par contre, elles méritent une place importante dans le traitement non sanglant des arthrites tuberculeuses, et peuvent être employées, combinées avec l'immobilisation, dans tous les cas où le traitement conservateur est indiqué.

III. Elles semblent donner des résultats plus sûrs et plus rapides que les autres moyens, révulsion simple et même cautérisation ignée intra-articulaire. Elles peuvent être employées à toutes les articulations des membres, en exceptant peut-être la hanche, dans toutes les formes de tuberculose, à tous les âges. Les résultats sont meilleurs chez les enfants.

IV. Dans les hydarthroses, les pyarthroses tuberculeuses, et dans les formes sèches, on injecte le mélange de glycérine iodoformée stérilisée, à 1/10, dans l'articulation ponctionnée comme un abces froid vulgaire.

L'injection est renouvelée, s'il y a lieu, au bout de cinq à six semaines seulement.

Dans les formes fongueuses, on fait avec la seringue de Pravas des injections interstitielles au sein des fongosités.

On injecte à chaque séance de 2 à 10 centimètres cubes en divers points de l'articulation. Les séances sont répétées tous les huit ou dix jours. Après quatre séances environ, on fait de l'immobilisation pendant deux mois, et on reprend ensuite les injections s'il y a lieu.

Dans les formes fistuleuses on peut faire aussi des injections interstitielles autour des trajets, ou bien on peut injecter le mélange directement dans les fistules, qu'on oblitère un temps suffisant pour que l'iodoforme puisse se déposer.

Les abcès périarticulaires sont traités comme des abcès froids quelconques, et indépendamment de l'arthrite causale.

V. Il paraît être dangereux de faire les injections peu après des manœuvres de redressement forcé.

Le traitement orthopédique, s'il est nécessaire, doit précéder ou suivre les injections.

VI. La glycérine iodoformée détermine souvent une certaine réaction locale, douleur, gonflement, qui s'étendent parfois à tout le membre, éruptions diverses, plus rarement une réaction générale, fièvre, malaise, céphalalgie, coloration brune des urines.

Ces accidents sans gravité durent ordinairement quelques heures, jamais plus de trois ou quatre jours. Cependant, chez des sujets prédisposés, en particulier porteurs de lésions rénales, on pourrait avoir des accidents plus graves si l'on excédait les doses de 10 centimètres cubes du mélange chez les enfants et de 20 à 26 centimètres cubes chez les adultes.

www.ingramcontent.com/pod-product-compliance
Ingram Content Group UK Ltd.
Pitfield, Milton Keynes, MK11 3LW, UK
UKHW031944260826
14628UKWH00004B/1827

9 782014 103694